DIETA DE AYUNO INTERMITENTE

La guía completa para la curar el cuerpo a través del ayuno intermitente y un plan de alimentación

LIBRO 1 DE 12

Por David Johnson

Tabla de contenidos

Capítulo 1. Introducción

Hay un gran número de libros que presentan el comer menos comida chatarra como plan para la reducción de peso aclarando los enfoques de sustento más conocidos. Una gran cantidad de estos planes de control de peso proponen la eliminación de ciertas macros, por ejemplo, la reducción de carbohidratos o grasas. Algunos de ellos recomiendan la gente debe cortar su admisión de calorías diarias, algunos proponen un aumento en el trabajo activo.

Hay sin duda una tonelada de ellos, sin embargo, hay además un factor clave que está ausente en estos planes de comer menos comida chatarra. Ese factor es el ayuno, que es una técnica demostrada experimentalmente para traer numerosas ventajas médicas, ayudando con la reducción de peso y más.

Muchas personas aceptan que el ayuno está ligado a pasar hambre, sin embargo, no se trata de eso. Cuando el ayuno se hace adecuadamente, es una de esas metodologías poderosas que pueden crear resultados impresionantes prestando poco importancia a comer menos comida chatarra.

1.1 ¿Qué es el ayuno intermitente?

El ayuno intermitente es un término que se refiere a la alternancia de tiempos de ayuno y alimentación. Hay varios tipos de ayuno intermitente, pero todos ellos tienen una característica común: en lugar de centrarse principalmente en lo que comes, te centras más en cuando comes (aunque eso no significa que la naturaleza de tu régimen de alimentación no sea igualmente importante).

Tal y como indica el Dr. Imprint Mattson, analista del ayuno intermitente y profesor de neurociencia en la Universidad Johns Hopkins, el cuerpo humano está pensado para abandonar la alimentación durante unas horas o unos días, sin embargo, tras la Revolución Industrial, la comida pasó a estar disponible constantemente. Posteriormente, el régimen alimenticio humano cambió por completo, y la ciencia aún no se ha puesto al día. Los individuos están comiendo más alimentos con mayor regularidad, y estas calorías adicionales (combinadas con los modos de vida estacionarios) han provocado problemas médicos continuos como la gordura, la diabetes tipo 2 y la enfermedad coronaria, que es la principal fuente de muerte de las mujeres en los Estados Unidos. En el momento en que vas para los lapsos de tiempo establecidos sin alimentos, permite que tu cuerpo llegar adecuadamente a la asimilación y agotar tus reservas de energía o glucosa para que tu digestión se vea obligada a comenzar a consumir tu propio músculo a la proporción de grasa. Matt-child caracteriza este ciclo como «metabólico».

El ayuno intermitente es una metodología realmente reparadora que puede traer resultados asombrosos en lo que respecta al progreso de la reducción de peso y en general, el bienestar físico y emocional en las personas que deciden aceptarlo. Aquellas personas que están agotadas de contar continuamente su consumo diario de calorías, que están agotadas de fijarse en las fuentes de alimentos que queman y que básicamente están agotadas de deshacerse de sus fuentes de alimentos número uno de su rutina de alimentación, deberían pensar claramente en aceptar el modo de vida del ayuno intermitente.

Hay varias ventajas del ayuno intermitente y una de ellas es que no tienes que renunciar a las variedades de alimentos para llegar a tu peso ideal.

Con el ayuno intermitente, a decir verdad, las personas cambian sus diseños de alimentación, cambian cuando comen, pero no lo que comen. En consecuencia, no hay ninguna razón de peso para eliminar sus variedades de alimentos número uno, para mantenerse alejado de los deliciosos postres y diferentes fuentes de alimentos que la mayor parte del tiempo se mantienen alejados cuando se siguen otros conocidos planes de adelgazamiento.

Ya no hay que contar las calorías, ni fijarse en las fuentes de alimentación, ni luchar por seguir progresando bien. Con el ayuno intermitente, a decir verdad, cambias tu modo de vida adoptando una estrategia constante y directa, estudias las propensiones a comer menos carbohidratos, su importancia para tu bienestar general y, por último, descubres cómo aceptar el ayuno intermitente para obtener diversas ventajas médicas.

Independientemente de las razones que te lleven a estar aquí, el ayuno intermitente es el mejor enfoque, tanto si necesitas ponerte en forma normalmente, apoyar tu digestión, aumentar tu energía o simplemente sentirte increíble y sano cada día.

A numerosas personas, el ayuno intermitente puede parecerles una metodología excepcionalmente prohibitiva, ya que muchos aceptan que está ligado a pasar hambre, no comer habitualmente y otras convicciones comparativamente falsas. Este libro romperá esas falsas convicciones. Te aportará lo que necesitas saber sobre el ayuno intermitente, sus ventajas médicas, así como un enfoque básico, pero convincente, que puede serte útil para beneficiarte de este modo de vida para adelgazar.

Con el libro, también descubrirás cuál es la ciencia que hay detrás del ayuno intermitente y que respalda esos diversos beneficios del ayuno intermitente para tu bienestar. Además, curiosamente, no tienes que privarte de tus mejores fuentes de alimentación para llegar a tus objetivos de bienestar y contar calorías.

El ayuno intermitente, además, proporciona resultados impresionantes cuando se unió con otra corriente principal, lógicamente demostrado estrategia de reducción de peso conocido como la dieta keto. En el momento en que se consolidan los poderes de ayuno intermitente con la dieta keto, que, a decir verdad, obtener la reducción de peso más contundente.

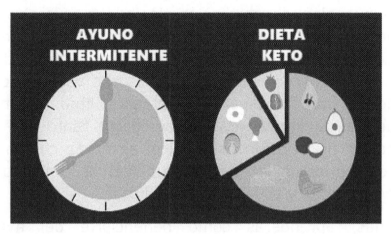

Ambos planes de abstención de la ingesta excesiva de alimentos son sorprendentemente famosos por varias razones. Una de las principales razones radica en la forma en que aportan diversas ventajas médicas, además de ayudar al progreso de la reducción de peso. Antes de que lleguemos a los medios que debes tomar para fusionar el ayuno intermitente en tu modo de vida, hablaremos de lo que es el ayuno intermitente, de lo que son sus ventajas y de otros fragmentos de datos significativos, para que puedas actuar lentamente hacia esta metodología.

Es fundamental que des un paso a la vez para ayudar a que tu cambio sea lo más suave posible y tengas la confianza de que has quemado las medidas perfectas de suplementos que tu cuerpo necesita.

A decir verdad, éste es uno de esos objetivos, independientemente del plan de consumo de menos calorías que debas seguir. Necesitas conocer cada una de las realidades significativas antes de abrazar realmente tu nuevo plan de abstención de ingesta excesiva de alimentos. Al hacerlo así, podrás hacer que tu progreso de comer menos carbohidratos sea totalmente fluido y que puedas hacer esas progresiones que vas a percibir como se podría esperar. Con este libro, también estudiarás la importancia de adelgazar tanto para tu bienestar físico como psicológico, te darás cuenta de cuáles son los distintos tipos de planes de consumo de menos calorías y sus ventajas médicas.

Además, aprenderás cómo beneficiarte del ayuno intermitente para potenciar tu reducción de peso. El libro también incorpora un plan ayuno intermitente de 30 días, fáciles de seguir, que te ayudarán a conseguir tu peso ideal y a elevar tu energía.

A medida que avances con el libro, encontrarás una forma totalmente nueva, basada en la experimentación, de abordar la reducción de peso sin esfuerzo, que puede apoyar tu plan de reducción de peso, así como aportar otras ventajas médicas, algo que se ve de vez en cuando se siguen otros planes de comer menos carbohidratos.

Aprenderás varios tips que impulsan el ayuno intermitente; también varios ejercicios sobre el ayuno intermitente que pueden provocar la adquisición de músculo al igual que la reducción de peso.

Con este libro, también estudiarás los distintos tipos de ayuno intermitente que actualmente están arrasando en toda la industria del bienestar y mucho más que te ayudará a acercarte a tus objetivos de peso y bienestar.

*Ten en cuenta que el músculo frente a la grasa es simplemente la energía alimenticia que se ha guardado en exceso; en caso de que sigas comiendo en exceso, esa energía en abundancia tiene que encontrar algún lugar al que ir, y el músculo frente a la grasa seguirá creciendo. Por otra parte, cuando ayunas, tu cuerpo acude a su propia grasa como fuente de combustible.

1.2 El ayuno: Una práctica histórica

Como costumbre, el ayuno intermitente es bastante más experimentado que la palabra compuesta. Aunque utilizarlo básicamente como método para la reducción de peso puede considerarse una maravilla moderadamente nueva, tiene una larga historia de utilización para cosas como la correspondencia celestial, la anticipación a la enfermedad, la mejora de la fijación, la disminución de los indicios de la madurez y algo más. El ayuno ha sido utilizado por todas las religiones y culturas desde la innovación de la agricultura.

Hipócrates, tal vez el principal arquitecto de la medicación actual, estaba ensayando su intercambio alrededor del año 400 a. C. y posiblemente las medicinas más recomendadas fueron ayunar rutinariamente y beber vinagre de jugo de manzana. Aceptó (como debería ser) que la destrucción requiere activos fundamentales a través del ciclo relacionado con el estómago que el cuerpo podría de alguna manera u otra utilización para ciclos más beneficiosos también.

Este pensamiento surgió a la luz del hecho de que Hipócrates estudia la tendencia común, en igualdad de condiciones, a ignorar la comida mientras están debilitados. Paracelso, contemporáneo de Hipócrates y creador de la investigación de la toxicología, se sintió de manera similar, aventurándose hasta el extremo de aludir al camino hacia el ayuno como el «médico interior» en vista de todo el potencial de grandeza que puede hacer en el cuerpo humano. Posteriormente, este habitante se desarrolló significativamente más con toda honestidad, Benjamin Franklin, quien aceptó que el ayuno intermitente era quizás el enfoque más ideal para curar un gran grupo de enfermedades normales. Trabajos estrictos en el ayuno de algún tipo siempre ha sido visto por algunos como una práctica profunda para las religiones de todo el mundo.

Desde Buda, Mahoma, a Jesucristo, eran completamente conocidos para dar una conferencia sobre las ventajas de ayunar en un horario normal. La idea aquí es que el punto del entrenamiento es sanar el ser físico o interno, probablemente debido al incremento en la lucidez mental que la interacción da, con un revuelto de su poder recuperador arrojado por si acaso.

En efecto, numerosos budistas comen sistemáticamente en la primera parte del día y después se apresuran a la mañana del día siguiente en solicitud de sentirse considerablemente más cerca de su confianza. Las dietas de agua que se alargan a medida que el experto envejece son igualmente muy normales. En lo que respecta al cristianismo, varios grupos rápidos para las asignaciones de tiempo exactas por razones comparables. La ilustración más límite de esto es tal vez los cristianos ortodoxos griegos que rápido para más de 200 días del año. Tenga en cuenta que la dieta mediterránea, lo que hizo notable cómo los individuos sólidos son alrededor de allí, basado en un poco de investigación en Creta, que es generalmente griego ortodoxo.

Teniendo en cuenta todo esto, es casi seguro que el ayuno intermitente debe ser una pieza característica de esta rutina de alimentación también. En la mayor parte del cristianismo, el catolicismo romano, el ayuno es convencional visto en algunos temas centrales durante ese tiempo y es en su mayor parte ensayado por comer una gran cena en el día al igual que dos cenas más modestas a la vez que está cerca de la fiesta principal. Esto se ve más ordinariamente el Miércoles de Ceniza, que incorpora no comer nada de carne, y cada uno de los viernes en el largo tramo de la Cuaresma. Aunque esto no es necesario, lo mencionan los individuos que tienen más de 18 años y menos de 59. Esta formación, tal y como se sigue hoy en día, es innegablemente menos exigente de lo que era antes de 1956.

Aparte de hoy, los católicos romanos están obligados a seguir la ocasión conocida por el nombre de ayuno eucarístico. Este es el rápido que debe ocurrir una hora antes de la hora en que el experto se da cuenta de que va a tomar la misa. Este lapso de tiempo solía extenderse entre las 12 de la mañana y la hora de la misa del sábado, sin embargo, fue abreviado hasta donde no da ninguna ventaja genuina sino para acostumbrar al cuerpo a no comer. En la confianza Bahai, los expertos trabajan en el ayuno todos los días durante 12 horas durante el período de marzo y se mantienen alejados de los fluidos a pesar de las fuentes de alimentos.

Se confía en que todos los miembros de la comunidad, entre los años IS y 70, participen en el ayuno si creen que pueden hacerlo correctamente. El ayuno también se considera un componente de la confianza musulmana durante el Ramadán. Se trata de un ayuno comparativamente ligero que incluso prohíbe el agua. El profeta Muhammad se refirió igualmente a energizar el ayuno intermitente habitual también. El ayuno es, además, una pieza importante de la religión hindú, ya que pide a sus partidarios a notar algunos tipos distintos de las dietas dependientes de la costumbre del barrio y la convicción individual. Es habitual que algunos hindúes ayunen ciertos días de cada mes.

Además, los días individuales de la semana también se dedican al ayuno dependiendo del dios al que se entregue el experto. Las personas que aman a Shiva suelen ayunar los lunes, los partidarios de Vishnu ayunan los jueves y los devotos de Ayyappa suelen ayunar los sábados. El ayuno es también un elemento típico de la

14

vida en la India, donde se ayuna constantemente en días concretos. En numerosos lugares del país, ayunan los martes en honor al dios Hanuman. Se trata de un ayuno fluido que dura todo el día, aunque algunos seguidores también consumen productos naturales.

1.3 El origen del ayuno intermitente

El ayuno intermitente se convirtió en un patrón durante el siglo XIX como método para prevenir o tratar la debilidad crónica. Realizado bajo la supervisión de un especialista, este tipo de ayuno se adoptó para contraer numerosas afecciones de las migrañas por hipertensión. Cada rápido se hizo a la medida de los requisitos de la persona. Muy bien, puede ser solo un día o hasta un cuarto de año.

A pesar del hecho de que el ayuno se volvió indeseable a medida que se crearon nuevas recetas, últimamente ha reaparecido. En 2019, «ayuno intermitente» fue posiblemente el término más comúnmente analizado. En general, ¿qué sería aconsejable que pensara en ello?

1.4 ¿Por qué es tan popular el ayuno intermitente?

El peso se está convirtiendo en un problema en expansión. Por lo tanto, no es de extrañar que tantas personas estén buscando un método superior para estar más en forma. Los planes de control de peso convencionales que limitan las calorías con frecuencia no funcionan para algunas personas. Es difícil seguir este tipo de dieta a largo plazo. Con frecuencia, esto hace que el yo-yo cuente las calorías en un patrón interminable de reducción y aumento de peso. Esto no solo provoca problemas de salud emocional, sino que también puede provocar una mayor ganancia de peso en general.

No sorprende a nadie, en ese momento, que numerosas personas hayan estado buscando un régimen de alimentación que se pueda mantener a largo plazo. El ayuno intermitente es una de esas rutinas alimenticias. Aún más un cambio en la forma de vida que un plan de alimentación, es único en relación con los regímenes alimentarios habituales. Numerosos partidarios del ayuno intermitente piensan que es fácil de seguir durante períodos más amplios. Mucho mejor, les ayuda a ponerse en forma de forma viable.

Sin embargo, este tipo de plan de alimentación también ofrece beneficios después de la reducción de peso. Numerosas personas aceptan que también puede ofrecer otros beneficios para la salud y el bienestar. Incluso se dice que una parte de esas ventajas se extiende aún más, algunos dicen que las hace más beneficiosas y centradas. Así, pueden resultar más fructíferos en el entorno laboral. Ha habido historias tardías en los medios de comunicación de directores ejecutivos que garantizan que su prosperidad se debe al ayuno intermitente.

Sin embargo, las ventajas no terminan ahí. Hay algunas pruebas que demuestran que el ayuno intermitente (o IF) también ayuda a la salud de formas alternativas. Se ha dicho que mejora los niveles de glucosa y la insusceptibilidad. Podría ayudar al trabajo mental, disminuir la irritación y reparar las células del cuerpo también.

A la luz de la totalidad de esta corriente, no es difícil percibir alguna razón por la cual este método de alimentación se está volviendo más conocido. Aquí, investigaremos por qué el ayuno intermitente intenta avanzar en la reducción de peso. Veremos las ventajas de este cambio en la forma de vida y le diremos la mejor manera de comenzar con esta convención de régimen alimenticio.

1.5 ¿En qué se diferencia el ayuno intermitente de otros planes dietéticos?

El ayuno intermitente (o AI para abreviar) es una forma de comer que se produce en lugar de un horario de alimentación regular. El enfoque en la mayoría de los planes de alimentación está en los alimentos que está comiendo. Los vigilantes del peso están restringidos a una cierta cantidad de calorías o alimentos en particular. Los contadores de calorías pensarán en lo que son y no se les permite comer como resultado de esto. Los alimentos grasosos o dulces están estrictamente prohibidos. Las verduras, los alimentos elaborados desde cero y las cenas bajas en azúcar están recibiendo mucha atención. Muchos de los que practican estas técnicas de engullir a menudo fantasean con dulces y bocados. Aunque pueden perder peso, pueden tener dificultades para seguir su dieta a largo plazo.

El ayuno intermitente es una práctica única. Más que una dieta, es una forma de vida. Implica planes de alimentación que alternan entre el ayuno y las ventanas para comer. No se centra en los alimentos que consume, a diferencia de otros planes de alimentación. Cuando todo lo demás es igual, todo se reduce a cuándo debes alimentarte. Algunos contadores de calorías disfrutan de la mayor visibilidad que esto proporciona. Son libres de consumir las fuentes alimenticias que disfrutan. Muchas personas incluso sienten que es más compatible con sus estilos de vida. En cualquier caso, existen ciertos escollos posibles a la hora de utilizar AI para adelgazar.

1.6 Los tipos más populares de planes de dieta de ayuno intermitente

El ayuno intermitente se presenta en una variedad de formas. Todo tiene una vida después de la muerte distinta. Ambos se adhieren al mismo estándar de restricción de la entrada de alimentos durante un período de tiempo determinado. Independientemente, la cantidad de tiempo entre las ventanas para comer y la brecha entre ellas varía.

El ayuno 16:8 es quizás la técnica de AI más conocida. Esto implica una ventana de alimentación de 8 horas seguida de un ayuno de 16 horas. Muchas personas encuentran que esta es la opción más beneficiosa para ellos. Incorporarán fácilmente saltarse el desayuno o la cena en su rutina diaria.

Otra opción famosa de AI es el rápido de 24 horas. Esto se conoce de vez en cuando como la técnica *Eat-Stop-Eat* (Comer-parar-comer). Incluye comer típicamente un día en ese momento y mantenerse alejado de los alimentos durante las 24 horas siguientes. Los huecos en el medio de las dietas pueden ser tan cortos como 24 horas o tan largos como 72 horas.

La técnica de ayuno 5:2 también es la corriente principal. Esto incluye comer normalmente durante cinco días a la semana. Los otros dos días consecutivos, el observador de peso debería limitar su utilización de calorías a alrededor de 500-600 calorías.

Algunos observadores de peso IF eligen la técnica 20: 4. Esto incluye concentrar todas las comidas todos los días en una ventana de cuatro horas. Durante las otras 20 horas del día, el observador de peso no debe ingerir calorías.

Hay algunos tipos diferentes de dieta de ayuno. Algunos grupos siguen dietas prolongadas de hasta 48 o 36 horas. Otros se apresuran durante períodos considerablemente más prolongados. En caso de que esté pensando en intentarlo, deberás elegir la técnica correcta para ti.

1.7 ¿Por qué la gente prefiere el plan de dieta de ayuno intermitente?

En comparación con otros métodos de restricción de calorías, AI permite que los contadores de calorías consuman todo lo que necesitan. Pueden comer cualquier alimento dulce o grasoso que deseen. No tendrán que preocuparse por el conteo de calorías cuando salgan a comer. No tienen que comer alimentos que desprecian. No tienen que sentir que se están privando de sus artículos favoritos. No es difícil ver por qué esta es una decisión tan común.

Eso, sin embargo, el ayuno intermitente ofrece muchas más ventajas que diferentes tipos de dieta. De hecho, avanza en la reducción de peso rápida. No obstante, también ayuda a los contadores de calorías a sentirse más comprometidos y ser más beneficiosos. Les ayuda a sentirse mejor y con más entusiasmo. Con los beneficios para la salud que aporta este método de alimentación, no es de extrañar que las personas se inclinen hacia planes normales de control de peso.

1.8 Los conceptos básicos del plan de dieta de ayuno intermitente

La práctica del ayuno intermitente ha existido durante cientos de años y se ha utilizado para una amplia gama de propósitos. No obstante, la explicación de que muchas personas se han enterado del entrenamiento en estos días se debe a su capacidad demostrada para ayudar a las personas que lo practican a adelgazar y mantenerlo a largo plazo mientras que al mismo tiempo se sienten más fuertes que nunca. Y lo más asombroso de eso es que al entrar en el estilo de vida del ayuno intermitente no renuncias a las variedades de alimentos que adoras o incluso que comas menos calorías por cada comida.

De hecho, el tipo de ayuno intermitente más utilizado hace posible que las personas que lo practican se salten el desayuno antes de comer dos cenas más tarde en el día. Este tipo de cambio en la forma de vida es ideal para las personas que terminan experimentando dificultades para mantener una rutina de alimentación más estricta, ya que no se necesita un cambio muy notable para comenzar a ver resultados genuinos, en lugar de verse obligados a cambiar todo al mismo tiempo.

De hecho, esto es lo que establece el ayuno intermitente, una decisión extraordinaria tanto para el momento presente como para el largo, ya que es lo suficientemente simple para comenzar y permanecer a largo plazo y, además, lo suficientemente viable para producir resultados incesantes para que las personas que lo practican están persuadidos de continuar con su gran trabajo.

La explicación de que el ayuno intermitente es tan fructífero es un resultado directo de la verdad incontrovertible de que el cuerpo funciona de manera distintiva cuando está en un estado de cuidado en lugar de cuando está en un estado de ayuno. Un estado cuidado es cualquier período de tiempo en el que el cuerpo retiene los suplementos de los alimentos mientras los procesa.

Este estado comienza alrededor de cinco minutos después de haber terminado la cena y permanecerá durante más de cinco horas dependiendo del tipo de festín que fue y de lo problemático que es para el cuerpo separarlo en energía. Mientras el cuerpo está en este estado, está administrando insulina continuamente, lo que hace que sea definitivamente más difícil para el cuerpo consumir grasa que cuando no se produce la producción de insulina.

Lo siguiente sucede directamente después del procesamiento antes de que ocurra el estado de abstinencia. Se conoce como el período de amortiguación que durará en cualquier lugar en el rango de 8 a 12 horas, dependiendo de lo que se haya ingerido por última vez. Es solo durante este período, cuando los niveles de insulina han vuelto a lo normal, ya que el cuerpo realmente querrá consumir grasa con mayor eficacia. Debido a la medida de tiempo necesaria para llegar a un registro de ayuno genuino, muchas personas nunca sienten los impactos del NH, ya que rara vez pasan ocho horas sin comer, mucho menos 12. Esto no significa que el progreso sea inimaginable, en cualquier caso, simplemente debe garantizar que explota este estado normal como un método para romper la propensión de los tres cuadrados al día.

Es posible que haya escuchado mucho sobre el ayuno intermitente últimamente, pero no es nuevo. De hecho, ¡uno de los exámenes lógicos más experimentados sobre el ayuno intermitente se remonta a 75 años! Además, la idea en general vuelve considerablemente más allá de los tiempos de perseguir y reunir, independientemente de si sus progenitores no lo estaban haciendo deliberadamente. El ayuno intermitente ha resistido la prueba del tiempo, ya que no es simplemente un régimen alimenticio más. Es un sistema de alimentación asombroso que tiene un impacto significativo cuando se hace de manera efectiva. Si bien el ayuno intermitente puede indudablemente ayudarlo a perder peso, sus ventajas médicas van mucho más allá. Asimismo, puede expandir tu energía, mejorar tu fijación, disminuir la hinchazón y el agravamiento, además ayudar a proteger a ti y a tu mente de diferentes enfermedades persistentes. Sin embargo, hay cierto desorden que abarca el ayuno intermitente. Algunos grupos creen que es simplemente un método extravagante para limitar las calorías, pero va mucho más allá de eso. En esta parte, te familiarizarás con los conceptos básicos del ayuno intermitente y por qué es tan increíble. Asimismo, encontrará la distinción entre el ayuno intermitente y la limitación de calorías y por qué debe patear las dietas bajas en calorías hasta el final de los tiempos.

1.9 Beneficios del plan de dieta de ayuno intermitente

El metodo de ayuno es ideal para perder peso y desarrollar músculo, sin embargo, estas son solo dos de las ventajas esenciales del ayuno intermitente. Quizás la ventaja más sorprendente para algunas personas es la cantidad de tiempo que ahorrarás cuando de repente no necesites estresarte por comer todo un festín, especialmente en el caso de que tomes el curso habitual y saltar el desayuno, ahorrando tiempo urgente en lo que es normalmente la parte más febril del día para algunas personas. En términos similares, también encontrarás que ahorraras más dinero en gastos de alimentos, ya que las fuentes de alimentos para el desayuno son con frecuencia las más caras. La distinción probablemente será reconocible, independientemente de que si comes algo más durante el resto del día o no.

Si bien la idea de hacer un festín completo cada día puede parecer incomprensible ahora, te sorprenderás de

23

lo sensato que se volverá a medida que aprendes más sobre esto. Este libro puede ayudarte a vivir una vida mejor y más prolongada. En efecto, estudios muestran que cuando inviertes más tiempo en la abstención, tu cuerpo redirige esa energía a sus estructuras centrales de resistencia de manera similar a como lo haría cuando te tienes de hambre. De esta forma el cuerpo obtiene más beneficios ya que trabajará con más eficacia y recibe apoyo para hacerlo.

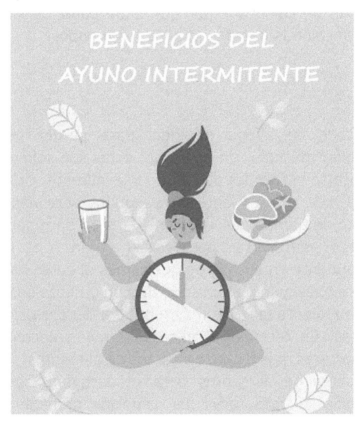

En particular, si inviertes un tiempo de energía en un estado de abstinencia, disminuirás enormemente el riesgo de accidente cerebrovascular junto con el riesgo de una amplia variedad de problemas cardiovasculares.

Además, se ha demostrado que también reduce los efectos de la quimioterapia en pacientes con crecimiento maligno. Además, estas ventajas médicas no requieren meses o años para aparecer, comienzan a surgir cuando comienzas el ayuno intermitente y reduce tu ingesta calórica general. Significativamente, los beneficios surgen como mejoras en el trabajo de órganos y riñones, tensión circulatoria, oposición oxidativa y resistencia a la glucosa.

Si bien el hecho de eludir un par de cenas, todos los días genera tales ventajas emocionales no está claro, lo que los investigadores han decidido es que se identifica con la disminución de la presión redundante que el cuerpo encuentra durante el ayuno en lugar de comiendo tres grandes al comidas al día. Esta es también la razón por la que mejora la fuerza relacionada con el estómago al igual que la de numerosos órganos importantes. Incluso le da un impulso a las mitocondrias en el cuerpo, garantizando que utilicen la energía accesible para ellos de la manera más productiva que realmente podría esperarse. Esto, por lo tanto, tiene el efecto beneficioso adicional de disminuir las posibilidades de que ocurra daño por oxidación en cualquier lugar del marco.

Las ventajas médicas para el cuerpo son lo suficientemente eminentes como para sustituir los días de ayuno y numerosos tipos de ayuno intermitente son un método medicinal afirmado para disminuir el peligro de desarrollar diabetes tipo 2 para las personas que ahora se encuentran con los efectos secundarios de la prediabetes. En la actualidad, esta ventaja puede quedar absolutamente invalidada, por lo que es fundamental no culpar a la forma en que estás ayunando para felinar todo y cualquier cosa que necesites, en todo caso será necesaria cierta moderación. Esta es la razón por la que la decisión más ideal es no tratar su tiempo de ayuno como un logro extraordinario, sino más bien hacerlo como si fuera solo una parte normal de su práctica diaria. Para ver exactamente cuán convincente puede ser el ayuno intermitente, considere una prueba que se realizó en células de levadura que descubrió que cuando a la levadura se le negó el alimento, sus células comenzaron a aislarse de manera más gradual en consecuencia.

En el momento en que se aplica a sus células, esto significa que mientras ayuna, cada una de sus células en un sentido real vive más tiempo de lo que sería de una forma u otra debido a esta falsa escasez. Si bien el resumen anterior de las ventajas médicas debería ser suficiente para que, en cualquier caso, la gran mayoría reflexione sobre el ayuno intermitente antes de excusarlo, cuando comienzan, muchas personas se sorprenden de lo que más aprecian de la medida del ayuno intermitente. Es la forma en que es una expansión particularmente básica pero lucrativa para su día. Es tan natural de usar, la verdad sea dicha, que en una investigación de aquellos con más de 30 libras de sobrepeso, se encontró que más miembros tenían la opción de adherirse a una trenza de ayuno intermitente que cualquier otra durante un período de tiempo de tres meses.

Además, mientras estaban ensayando el ayuno intermitente, esta reunión de personas vio una reducción de peso similar en gran medida a la de cualquier otra persona. Quizás, en general, prometedor de todos, en cualquier caso, es que un año después de finalizada la investigación, una mayor cantidad de personas que habían estado en ayunas intermitentes estaban todavía con ella en contraste con las demás y que habían perdido singularmente la mayor parte de peso por y largo.

1.10 Comenzando

Con las innumerables ventajas que existen, es posible que estés naturalmente inquieto por empezar por ti mismo. Sin embargo, para garantizar que puedas seguir con el acto del ayuno intermitente el mayor tiempo posible, hay un par de reglas que debes recordar. Come más de lo que oyes: Aunque la idea de que debes consumir un mayor número de calorías de las que quemas está lejos de ser progresiva, es especialmente imperativo recordarla mientras realizas el ayuno intermitente, ya que puede ser mucho más sencillo darse un capricho después del ayuno, sobre todo cuando aún te estás adaptando a la interacción.

En el caso de que tengas un desliz, es muy posible que no te resulte difícil prescindir de la totalidad de tu esfuerzo diligente del día con sólo un par de bocados perdidos. Hay 3.500 calorías en una libra, lo que implica que cada semana necesitas consumir al menos 3.500 calorías en contraste con lo que ingieres en caso de que necesites mantener tu reducción de peso de forma constante. Aunque puede que te encuentres con un periodo en el que pierdas más que eso mientras tu cuerpo se adapta a la nueva forma de comer; una libra consistente durante siete días es la suma ideal, ya que por encima de eso es insostenible a largo plazo, y pone tu bienestar en peligro.

Mantente continuamente al mando: Para hacer el ayuno intermitente de forma viable, es esencial que tengas una relación adecuada con la comida directamente desde el principio. Si eres el tipo de persona que siente que ciertos alimentos —en particular tus preferidos— tienen un atractivo sobre otros alimentos y mayor poder en tu determinación, entonces tendrás dificultades para empezar con el ayuno intermitente. Ten en cuenta que es esencial que tengas la determinación de pasar al menos 12 horas sin comer, ya que cualquier admisión de calorías será suficiente para empezar a producir insulina y, en consecuencia, reiniciar el reloj. Deberías tener la opción de eliminar 500 calorías de tu rutina alimentaria, cada día, para perder medio kilo en siete días.

Sugerencia: Descarga cualquier aplicación de bienestar en tu teléfono móvil, te ayudará a medir el número de calorías que debes quemar constantemente. Aunque garantizar que no comes en exceso es una parte fundamental de la interacción, es sólo una gran parte de la lucha, ya que la otra mitad es garantizar que no te liberas demasiado tiempo sin comer. Si esperas que el ayuno intermitente forme parte de tu vida a largo plazo, es imprescindible que averigües cómo añadirlo a tu vida con un buen diseño, ya que ir demasiado lejos en un sentido u otro sólo provocará decepción y posiblemente verdaderos problemas de bienestar.

Apégate a él: cuando se trata de utilizar el ayuno intermitente de manera constante, es importante descubrir la variedad que te resulte mejor y luego sumérgete en una práctica diaria prolongada en lugar de comenzar y detenerte de manera rutinaria. Si bien se asegura de dar algunos resultados de inmediato, tu cuerpo necesitará aproximadamente un mes para adaptarse completamente a la interacción, lo que implica que debes concentrarte en la razón y ser paciente, ya que nada ocurre sin una previsión. Si desde el principio estas increíblemente ansioso, después de que tu cuerpo se haya dado cuenta de cuándo puede comenzar a consumir menos calorías, tu apetito prácticamente vuelve a la normalidad.

Además, un mes debería ser una oportunidad suficiente para comenzar a ver resultados reales y, de hecho, debería ser suficiente para apoyar considerablemente más su agalla psicológica. Por otra parte, en la remota posibilidad de que cambies rápidamente entre estrategias para el ayuno intermitente, o simplemente lo uses para explosiones cortas de vez en cuando, en ese momento, en lugar de mejorar la capacidad de tu cuerpo para estar más en forma normalmente mientras además fabricas músculo.

A fin de cuentas, toda reducción de peso se detendrá mientras intenta aferrarse a todas y cada una de las calorías imaginables hasta que pueda resolver lo que está sucediendo en la tierra. Si realmente deseas ver el tipo de resultados que estás buscando, entonces la mejor manera de garantizar que este sea el caso es encontrar un horario de comidas que funcione para ti y luego seguir con él.

Habla con un experto en atención médica. Si bien los hechos confirman que el ayuno intermitente ayuda a las personas a adelgazar y aumentar músculo, a pesar de una que existan muchas ventajas, esto no significa que sea natural y bueno para todos o que se den los mismos resultados. En primer lugar, cuando cambias por primera vez a un estilo de vida de ayuno intermitente, probablemente te encontrarás con pensamientos, bloqueos o escenas de ambos durante los primeros catorce días más o menos a medida que tu cuerpo se adapta a tus nuevas propensiones. Además, es imperativo ser cauteloso. Has completado el proceso de ayuno, ya que esto también puede provocar un daño interno. A pesar de lo sólido que pretenda ser; en cualquier caso, es importante que hables de plan con un nutricionista, dietista o un experto en atención médica para garantizar que no terminarás involuntariamente haciéndote daño.

1.11 Mujeres y los planes de dieta de ayuno intermitente

Si bien el ayuno intermitente es útil para las dos personas, los cuerpos de los hombres se adaptan al progreso de manera más efectiva que los cuerpos de las mujeres. En consecuencia, como dama, en caso de que desee hacer del ayuno intermitente una parte sólida de su estilo de vida, hay un par de cosas adicionales que debe recordar.

Numerosas mujeres que han intentado el ayuno intermitente reconocen sus diversas ventajas. Estos incluyen menores peligros de enfermedad coronaria, adelgazamiento del músculo, niveles sugeridos de glucosa, menor riesgo de infecciones persistentes como enfermedades y muchas otras. No obstante, junto con los grandes cambios hormonales en el interior de sus cuerpos, que conllevan algunos cambios diferentes en una forma de vida funcional.

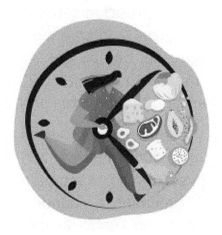

Deficiencia nutricional: Mientras que abrazar un estilo de vida de ayuno intermitente, lo principal damas necesitan recordar es que la etapa de progreso es probable que va a interferir con el ciclo de fructificación característica del cuerpo. Este es un componente de protección que posiblemente se elimina cuando se reanuda un grado satisfactorio de ingesta de sustento. Mientras que el ayuno puede influir en sus productos químicos, el ayuno intermitente mantiene el equilibrio hormonal legítimo que provoca un cuerpo sano y la reducción de peso de la manera correcta una vez que el cuerpo se adapta al mejor enfoque para comer.

Retos adicionales: Si bien no es algo que influya en todos, algunas mujeres que practican el ayuno intermitente de manera rutinaria sí ven problemas como agravamientos metabólicos, etapa inicial de la menopausia y períodos perdidos. Del mismo modo, en caso de que descubras que tu cuerpo tiene problemas hormonales retardados, eventualmente podría provocar una piel clara, calvicie, erupción cutánea, disminución de la energía y otros problemas comparativos. Independientemente del tiempo que no lleves el ayuno al límite, en ese momento después del mes principal no debe anticipar ver ninguno de estos problemas.

La explicación que ocurren estos desequilibrios hormonales es que las mujeres son increíblemente sensibles a lo que se conoce exactamente como señales de inanición. A fin de cuentas, cuando el cuerpo de una mujer detecta que no está aceptando suficientes suplementos indispensables, proporciona una medida límite de leptina y grelina de la sustancia química para aumentar el deseo de comer de la mujer. A fin de cuentas, en el caso de que descubra que está totalmente ansioso cuando llegue al final de su etapa de ayuno, esta podría ser la razón detrás del por qué.

La explicación de que las mujeres son mucho más indefensas para este problema que los hombres, depende en gran medida de una proteína llamada kisspeptina que utilizan las neuronas para ayudar en la correspondencia. Además, es muy sensible a la grelina, la leptina y la insulina y está presente en cantidades mucho más notables en las mujeres que en los hombres. En el momento en que el cuerpo produce sustancias químicas exorbitantes que le hacen comer rápidamente, probablemente las pasará por alto. Evidentemente, muchas mujeres pasan por alto estas señales de apetito, por lo que las señales se vuelven mucho más intensas. El problema es que incluso estos signos ruidosos se pasan por alto, y esto puede llevar a un atracón, lo que puede provocar la formación de un ciclo que hace poco para garantizar que tu cuerpo obtenga los suplementos cruciales que necesita mientras lo daña en una mayor cantidad de formas que una. En caso de que las tendencias negativas persistan durante mucho tiempo, es posible que pueda arruinar los productos químicos para siempre.

Preocupaciones del metabolismo: Tu digestión está íntimamente ligada a tu bienestar lo que implica que asumiendo que estás encontrando dificultades fisiológicas o reales, tu bienestar podría igualmente estar en peligro. Afortunadamente, el mantenimiento de una rutina de alimentación sólida, mientras que el ejercicio, el ejercicio y el ayuno consistente sería capaz de ayudar con la solución de este tipo de problemas de bienestar. A largo plazo, el ayuno intermitente ha aparecido incluso para ayudar a compensar con los productos químicos de viaje que implica que simplemente debe saber sobre el tema y valiente mientras tu cuerpo se adapta a sus nuevas propensiones.

Preocupación por las proteínas: Las mujeres suelen quemar menos proteínas que los hombres. Se deduce entonces que las mujeres en ayunas ingieren aún menos proteínas. Una menor utilización de proteínas conlleva menos aminoácidos en el cuerpo. Los aminoácidos son fundamentales para la unión del factor de desarrollo similar a la insulina en el hígado que inicia los receptores de estrógeno. El factor de desarrollo IGF-1 hace que la cubierta del divisor uterino se engrose al igual que el movimiento del ciclo conceptivo.

Una admisión retardada de proteínas bajas puede igualmente influir en tus niveles de estrógeno, que a su vez pueden influir en tu capacidad metabólica y al revés. Esto posiblemente puede influir en tu temperamento, el procesamiento, la perspicacia, la disposición de los huesos y eso es sólo la punta del iceberg. Incluso puede influir en la mente como el estrógeno es necesario para vigorizar las neuronas responsables de detener la creación de los sintéticos que dirigen el hambre. Básicamente, cada vez que tus niveles de estrógeno caen reconocidamente, probablemente vas a terminar sintiendo más hambre de lo que de alguna manera u otra sería la situación.

1.12 Guía de ayuno intermitente de inicio ideal para mujeres

Como se examinó recientemente, las mujeres suelen ser más sensibles a las sensaciones de apetito que los hombres, razón por la cual muchas mujeres encuentran que el ayuno puede ser una prueba de este tipo. Afortunadamente, existe una variedad de ayuno intermitente que ha sido diseñado para que las mujeres disponibles localmente se conviertan de manera más efectiva en una forma de vida de ayuno intermitente. Se conoce como ayuno Crescendo y para seguirlo, simplemente debe comenzar ayunando tres días a la semana en días no consecutivos. Descubrirá que realmente ve una gran cantidad de las ventajas generales del ayuno intermitente, sin exponerse al potencial de incomodidad hormonal. Esta metodología es mucho más suave para el cuerpo durante el período de progreso y puede ayudarlo a cambiar el ayuno tan rápido como realmente podría esperarse. Suponiendo que todavía y que estás teniendo problemas, puedes comenzar tu día con alrededor de 250 calorías antes de continuar con tu ayuno como debería esperarse.

Ventajas: Las ventajas de este estilo de ayuno intermitente son en su mayor parte De acuerdo con lo que las variantes más completas se regodean e incluyen:

- Se adquiere energía
- Mejora de los marcadores de provocación
- Perder peso y músculo frente a la grasa
- No hay dificultades hormonales

Reglas del método crescendo:

Sobre todo, es importante que no ayunes más de tres días a la semana durante el mes principal y nunca más de 24 horas seguidas. Durante estos tiempos de ayuno, tendrás que ayunar entre 12 y 16 horas; es importante que no ayunes más de 16 horas seguidas si es posible. Cuando ayunes, siempre necesitarás hacer ejercicio, así que haz algo ligero o espera hasta que hayas roto el ayuno para empezar. Mientras estés en ayunas, puedes seguir bebiendo agua. Siempre que no añadas algo calórico a tu café o té, puedes seguir. Si cree que va a estar cerca de la marca de 16 horas, puede añadir un poco de aceite de coco y margarina alimentada con pasto a su espresso. Este enfoque del ayuno informa a tu cuerpo de que es el momento perfecto para que tus células coman grasa para obtener energía y limpiar sus actos. Para las mujeres, el ayuno *in crescendo* tiene un beneficio distinto. También contribuirá tu salud y atractivo. Después de dos o tres semanas, notará los beneficios que conlleva.

- Piel radiante
- Cabello brillante
- Actitud vivaz
- Peso corporal adecuado

En el caso de que estés más allá de 90 años de edad, en exceso de un par de libras de sobrepeso, en ese momento debes considerar la adición de colágeno de hierba a tu espresso en tus días de ayuno en igualdad de condiciones. El colágeno puede restablecer sus niveles de leptina, lo que ayudará a combatir el hambre. Durante los días de ayuno, es fundamental mantener los niveles de fructosa y azúcares en un nivel básico, ya que esto ayudará a aumentar los niveles de leptina en el cuerpo.

Capítulo 2: La importancia de la nutrición

Día a día, abstenerse de decisiones de ingesta excesiva de alimentos sin duda tiene un gran efecto en lo que respecta a la salud, así como al estado de salud emocional. Las personas suelen ser conscientes de la forma en que tener una buena nutrición y participar en el trabajo real puede ayudarles a mantener ese peso ideal y, además, mantener el bienestar general.

A fin de cuentas, realmente la importancia y las ventajas de tener una buena nutrición y seguir un plan sólido de conteo de calorías van mucho más allá de mantener ese peso ideal. Verdaderamente, las variedades de alimentos que consume aportan muchas otras ventajas médicas, por ejemplo, disminuyen el peligro de desarrollar ciertas enfermedades como diabetes, accidente cerebrovascular, enfermedad coronaria, osteoporosis, algunos crecimientos malignos y otros.

Las variedades de alimentos que consume también pueden ayudarlo a disminuir la hipertensión, pueden ayudarlo a reducir los niveles elevados de colesterol, ayudarlo a mejorar su prosperidad general, mejorar su capacidad para protegerse de varios tipos de enfermedades, mejorar su capacidad para recuperarse de heridas y enfermedad al igual que ayudarlo a incrementar sus niveles de energía.

2.1 ¿Qué es la nutrición?

La nutrición también se conoce como sustento. El sustento se considera como la reserva de diversos materiales o fuentes de alimentos que el cuerpo y las células del cuerpo necesitan en lugar de crear y mantenerse con vida.

En la ciencia y la medicina humana, la nutrición se considera el entrenamiento o estudio del uso y quema de variedades de alimentos. Asimismo, en los centros clínicos y las clínicas médicas, la nutrición también puede aludir a los requisitos previos alimentarios específicos de los pacientes, incluidos los arreglos saludables distintivos que se transmiten por medio de cilindros intragástricos o por vía intravenosa.

En realidad, el cuerpo humano requiere algunos tipos de nutrientes importantes para mejorar, desarrollarse y permanecer vivo. También hay algunos suplementos fundamentales que no proporcionan energía al cuerpo, pero siguen siendo importantes como la fibra y el agua, a pesar de los macronutrientes para permanecer con vida.

En cuanto a los macronutrientes, son críticos, ya que sin consumirlos es difícil trabajar. Independientemente de los macronutrientes que necesita el cuerpo, también necesitamos diferentes disposiciones, por ejemplo, minerales y nutrientes que también son mezclas naturales urgentes.

A medida que avanzan las cualidades hereditarias, la química orgánica y la ciencia subatómica, al igual que el sustento, definitivamente se han centrado en un número cada vez mayor de digestiones en varias vías metabólicas. La nutrición aclara diversos avances bioquímicos, a través de los cuales se cambian diversas disposiciones o sustancias dentro del cuerpo, que se utilizan como fuentes de combustible.

La nutrición como ciencia también se compromete a aclarar cómo los problemas médicos únicos y las dolencias distintivas pueden reducirse o incluso prevenirse con un gran sustento y un consumo saludable de menos calorías se acerca. En este sentido, la nutrición también incluye evaluaciones sobre cómo determinadas enfermedades e infecciones pueden ser provocadas por ciertos factores dietéticos, como la sensibilidad a los alimentos, la insalubridad provocada por una dieta horrible y varios prejuicios alimentarios.

Apropiadamente, la nutrición se considera la admisión de diversas variedades de alimentos que corresponden a las necesidades dietéticas del cuerpo humano. Por lo tanto, un buen sustento se ve como un sano y suficiente como un plan razonable de comer menos carbohidratos que, cuando se combina con un enfoque de ejercicio estándar, produce un gran bienestar.

Por otra parte, abstenerse indefenso de decisiones de ingesta excesiva de alimentos puede provocar una mayor indefensión a varios tipos de infecciones, una invulnerabilidad disminuida y obstaculizar el avance tanto mental como real, así como una eficiencia extraordinariamente disminuida.

Asimismo, se puede decir que la alimentación es el ciclo por el cual las personas ingirieron y consumieron diversas sustancias alimenticias en cualquier caso; aquellos suplementos fundamentales que incorporan grasas, proteínas, carbohidratos, nutrientes, electrolitos y minerales.

Aproximadamente la gran mayoría de nuestro uso diario de energía proviene de carbohidratos y grasas, mientras que alrededor del quince por ciento de nuestro uso diario de energía proviene de proteínas quemadas.

En las personas, la nutrición se logra a través del ciclo crítico de las variedades de alimentos quemados. Con respecto a las medidas necesarias de esos suplementos fundamentales, estos varían comenzando con un individuo y luego con el siguiente dependiendo de su edad, su condición del cuerpo como su trabajo activo, medicamentos tomados y otros componentes clínicos.

2.2 ¿Qué es una buena nutrición?

Como se ha mencionado recientemente, una buena alimentación es, sin duda, el principal factor para mantener un buen estado de salud física y psicológica.

De hecho, comer una rutina de alimentación uniforme es una pieza urgente de tener un gran bienestar para cada individuo, independientemente de la edad, las dolencias y las diferentes variables que varían a partir de un individuo y luego a la siguiente.

La alimentación como el examen o el estudio de diversos suplementos contenidos en las variedades de alimentos que quemamos, igualmente nos muestra cómo el cuerpo realmente utiliza estos diversos suplementos al igual que nos muestra la conexión entre la infección, el bienestar y nuestras decisiones de consumir menos calorías.

En el caso de que tu alimentación sea aceptable, implica que quemas cada uno de esos suplementos fundamentales que tu cuerpo necesita para trabajar en sus mejores niveles.

En el caso de que sus decisiones de consumir menos calorías son aceptables, te proteges de diferentes tipos de enfermedades e infecciones como la enfermedad coronaria, la pesadez, el accidente cerebrovascular, la malignidad, la diabetes, y muchos otros.

Lamentablemente, hoy en día numerosas personas giran sus decisiones de adelgazamiento en torno a las grasas sumergidas, azúcares o grasas trans, así como más verduras rellenas de sodio y productos orgánicos. Con estas decisiones indefensas de contar calorías, el bienestar del cuerpo puede decaer al considerar lo que ingerimos cada día.

La solución de las decisiones de adelgazamiento indefensos, de hecho, disminuye en gran medida la prosperidad, provoca diversos problemas con el peso, por ejemplo, el aumento de peso o la reducción de peso, daña el marco de seguridad, nos hace agotado y fomentado.

Las decisiones de contar calorías sin ayuda, además, aceleran esos impactos de envejecimiento, incrementan los peligros de acumular ciertas enfermedades, y por el contrario influye en el estado de ánimo, disminuye tanto la concentración como la eficiencia y numerosas otras consecuencias sorprendentemente adversas.

Como debería ser obvio, esas decisiones alimentarias que tomas cada día influyen en conjunto en tu bienestar general, influyendo en cómo te sentirás hoy, cómo lo harás mañana y cómo te sentirás más tarde. Por lo tanto, tener un régimen de alimentación decente y uniforme es muy posiblemente los avances más vitales que impulsan a tener una mejor forma de vida.

En realidad, un régimen alimenticio uniforme, cuando se une a un trabajo activo normal de cualquier tipo, puede ayudarte a acercarte a tu peso ideal y ayudarte a disminuir el peligro de crear diversas dolencias.

2.3 Calcular el índice de masa corporal

Como se ha expresado recientemente en el libro, la alimentación es fundamental tanto para el desarrollo como para la prosperidad general y el bienestar.

Comer una rutina de alimentación uniforme a sólo contribuye enfáticamente a tu estado de bienestar físico y psicológico, sin embargo, además se suma a la prevención de las enfermedades que provocan mejoras gigantescas en su calidad de vida del día a día y la esperanza de vida. Con respecto a tu estado de salud, se ve como tu condición general de bienestar dictada por las variedades de alimentos que comes.

Hay algunas maneras únicas con respecto a la evaluación de sus situaciones dietéticas en términos generales con como su ingesta diaria de alimentos, tus estimaciones bioquímicas, y sus valoraciones corporales reales o tus valoraciones antropométricas.

Uno de esos marcadores vitales de tu estado nutricional general es tu IMC o tu lista de peso. Su IMC considera tu altura y tu peso como corresponde con la suma agregada de grasa que tienes, que es para esta situación comunicada como un nivel específico de tu peso corporal.

Debe tenerse en cuenta que la relación genuina comunicada en los detalles del IMC depende de la edad, ya que la relación más notable se encontró en personas de edades comprendidas entre los 26 y los 55 años, mientras que la menor relación se encuentra en la población de mayor edad.

Para calcular tu estado de IMC o tu registro de peso, tienes que tomar tu peso comunicado en kilogramos y separarlo por tu estatura en metros al cuadrado. Ese número que obtienes comunica tu lista de peso. Debe tomarse en cuenta que esas calidades más altas demuestran almacenes de grasa más notables enteros esos número más bajos demuestran almacenes deficientes de la grasa.

Cuando tienes tu lista de peso decidida, tiende a ser excepcionalmente útil llenando como tu propio dispositivo analítico si estás bajo peso o sobrepeso.

Debes esforzarte para tener un registro de peso sólido que está en algún lugar en el rango de 18,5 y 24,9.

Además de decidir tu estado de nutrición general, el registro de peso también calcula la medida de la grasa contenida en el cuerpo, lo que es particularmente importante para los competidores, las mujeres que están embarazadas y los deportistas.

La lista de peso generalmente sobreestima la suma de grasa en el cuerpo para estas reuniones, mientras que menosprecia la grasa contenida en el cuerpo en las personas mayores, así como en las personas que luchan con algún tipo de incapacidad real, que tienen problemas con sus músculos o que no pueden caminar.

Hay que tener en cuenta que, a pesar de estas ventajas, la lista de peso no es la mejor proporción absoluta de bienestar y riesgo de peso, ya que también hay una condición del abdomen que debe ser considerada con respecto a la previsión de las posibilidades de bienestar.

Además, que el alcance del registro de peso de bienestar de 20 a 25 es sólo apropiado para los adultos y no para los niños. A decir verdad, para las personas adultas que han dejado de crear y crecer, un incremento en su lista de peso es la mayoría de las veces provocado por una expansión crítica en su relación músculo-grasa.

Por otra parte, los niños que todavía están durante el tiempo de desarrollo y la creación, su suma de grasa en el cuerpo cambia después de algún tiempo que igualmente provoca cambios en su registro de peso.

En consecuencia, la lista de peso disminuye durante esos años preescolares mientras que en general se incrementará al entrar en la edad adulta. Por lo tanto, una lista de peso para los jóvenes y los niños debe ser mirado teniendo en cuenta su edad al igual que sus contornos de orientación sexual.

2.4 Medir la circunferencia de la cintura

Como se menciona en la parte anterior del libro, otro aparato extraordinario que puede utilizar para decidir sus posibilidades de bienestar, así como la utilización de tu lista de peso, es su perímetro del abdomen.

A decir verdad, el contorno de su sección media es un indicador de riesgo de bienestar muy superior a la simple lista de peso. Realmente tener una barriga o tener grasa alrededor de tu sección media, independientemente de tu tamaño real, trae más posibilidades de bienestar, en particular para aquellas dolencias relacionadas con la gordura.

A decir verdad, la grasa que se dispone predominantemente alrededor de la sección media es más peligrosa que la grasa que se dispone alrededor de la grupa y las caderas. Hay varias investigaciones dirigidas al tema que recomiendan que la apropiación de esas fuentes de grasa está relacionada con varios peligros para el bienestar, por ejemplo, tener niveles de colesterol más elevados, crear enfermedades del corazón o diabetes.

Las posibilidades de bienestar menores se identifican con no tener barriga o con ser delgado, mientras que el peligro moderado se identifica con tener sobrepeso, pero no tener barriga. El peligro más grave de moderado a alto peligro se identifica con ser delgado, sin embargo, tener una barriga y alto peligro se identifica con el sobrepeso y tener una barriga.

Dado que el contorno del abdomen se identifica con una amplia gama de posibilidades de bienestar, es un pensamiento inteligente que mida su sección media. Para los hombres, tener al menos 94 centímetros en la sección media muestra un peligro ampliado mientras que tener al menos 102 en centímetros alrededor de la sección media demuestra un peligro de bienestar generosamente ampliado.

Las cifras son algo menores para las mujeres. Tener al menos ocho centímetros alrededor de la sección media para las damas muestra un peligro marginalmente ampliado mientras que tener 88 centímetros alrededor del abdomen demuestra un peligro considerablemente ampliado.

Hay que tener en cuenta que aceptar el trabajo real estándar, mantenerse alejado de las propensiones indeseables, por ejemplo, el tabaquismo y la quema de más grasas insaturadas en lugar de grasas empapadas puede disminuir el peligro de crear problemas relacionados con el peso del estómago.

2.5 ¿Por qué es importante la nutrición?

El efecto de las decisiones de comer menos carbohidratos que toma cada día se suma a varios espacios de la salud general que influyen en el estado de salud físico y psicológico. A decir verdad, ha habido varios exámenes dirigidos al respecto que proponen que las decisiones indeseables de comer menos comida chatarra se han sumado por completo al enorme flagelo de la pesadez en los EE.UU.

Un informe similar también recomendó que alrededor del 33% de los adultos en los Estados Unidos, que es más de aproximadamente un tercio de los residentes adultos, están luchando contra la corpulencia. Las cifras tampoco son extraordinarias para los niños y los jóvenes, ya que un informe similar ha propuesto que más de diecisiete millones de jóvenes y descendientes de dos a diecinueve años son igualmente grandes.

Además, incluso las personas que tienen un peso sólido, además, puede luchar con varias dolencias que tienen algunos peligros significativos que pueden causar enfermedades y, a veces, incluso pasar. Estos incorporan la creación de la diabetes tipo 2, teniendo la hipertensión o la hipertensión, luchando con la osteoporosis o en cualquier caso, la construcción de ciertos tipos de crecimiento maligno.

Por lo tanto, es importante que te centres en el cambio de tus hábitos alimenticios desafortunados mediante la toma de decisiones inteligentes en torno a tu dieta, a decir verdad, puedes protegerte de varios problemas médicos.

Hay algunos otros factores de peligro identificados con las decisiones de contar calorías sin ayuda como el avance de ciertos tipos de infección persistente, que son lamentablemente vistos progresivamente en los adultos, así como en los niños y jóvenes.

Realmente las propensiones dietéticas que hemos establecido en nuestra adolescencia se mantienen con frecuencia durante nuestros años de adultez. Por lo tanto, es fundamental que los tutores dediquen tiempo a mostrar a sus hijos una buena alimentación y cómo comer variedades de alimentos de calidad. A decir verdad, esa conexión entre tener una gran alimentación y tener un gran peso en conjunto disminuye el peligro de construir ese tipo de enfermedades constantes; es excesivamente significativo para nosotros no tenerlo en cuenta.

Por lo tanto, es crítico para ti encontrar ciertas maneras de aceptar una mejor, incluso la rutina de alimentación que te ayudará a alimentar tu cuerpo con la totalidad de los suplementos significativos que tu cuerpo necesita para trabajar en su mejor momento, permaneciendo sólido, dinámico y sonido.

Además, al igual que con la ampliación de su trabajo real y la aceptación de otras propensiones de sonido, el despliegue de estas pequeñas mejoras en su ejemplo de contar calorías puede llevarle lejos. En el momento en que abrazas un régimen alimenticio uniforme cargado de granos enteros, verduras y productos orgánicos, cumples con tus niveles de antojo, así como alimentas simultáneamente tu cuerpo en general.

A pesar del hecho de que estás totalmente bien para disfrutar de algunas fuentes de alimentos de menor calidad de vez en cuando, es fundamental que incorpores a tu dieta los suplementos fundamentales que tu cuerpo necesita para trabajar.

2.6 Beneficios de una buena nutrición

En esta parte del libro, vamos a hablar de una parte adicional de las ventajas fundamentales de establecer grandes decisiones dietéticas. Uno de ellos es que el sustento aceptable puede mejorar esencialmente su prosperidad general. Al igual que el consumo de fuentes de alimentos menos nutritivos disminuye tanto la salud física y psicológica, las personas que ingieren fuentes de alimentos ricos en suplementos son menos propensos a reportar tener problemas en la salud tanto física como psicológica.

Dado que la alimentación nos permite ser más dinámicos ya que tenemos más energía, alrededor del 66% de las personas que rutinariamente consumen verduras y productos naturales informan que no tienen problemas graves con el bienestar general. Esto es simple contraste con aquellas personas que tienen algún tipo de problema de bienestar emocional que en general, tienen una terrible rutina de alimentación y comen alimentos poco nutritivos.

En la compatibilidad de asegurar su prosperidad general y su estado de bienestar general, sus decisiones de alimentos deben incorporar los suplementos fundamentales que se hablará en el siguiente segmento del libro.

La solución de las decisiones correctas de adelgazamiento, además, previene el avance de diferentes enfermedades. De hecho, tener una gran alimentación e incluso los patrones dietéticos pueden disminuir su peligro de la construcción de ciertos tipos de enfermedad coronaria, la diabetes tipo 2 o tener la hipertensión y los niveles de colesterol elevados.

Normalmente, el mantenimiento de una gran alimentación, además, le ayuda a permanecer en la forma correcta, que le ayuda con el mantenimiento de tu peso ideal. Comer fuentes de alimentos normales en lugar de fuentes de alimentos manipulados decididamente impacta tu peso al igual que tu bienestar general.

En realidad, el sobrepeso aumenta sus peligros para la creación de las condiciones en curso, por ejemplo, la diabetes tipo 2, que cuando no se trata, puede restringir tu versatilidad, mientras que el daño a las articulaciones. Por lo tanto, hacia permanecer en forma como un violín, estás comiendo rutina debe incorporar un montón de granos enteros, verduras, productos de las fuentes de alimentos del suelo ricos en suplementos fundamentales.

A decir verdad, el mantenimiento de un régimen de alimentación uniforme a pesar del trabajo real estándar es la mejor manera de conseguir más delgado y mantenerlo en el largo plazo. No hay ninguna píldora sobrenatural o bebida encantada que pueda ayudar a la gente a perder esos kilos de más. Sólo hay sustento aceptable y una expansión en el trabajo real como el método regular de arrojar libras.

Las personas luchan regularmente con los famosos que comen menos planes de comida chatarra, ya que en su mayor parte limitan sus variedades de alimentos n. ° 1.

Esto puede funcionar a corto plazo, ya que la mayoría de las personas adoptan su antigua propensión a comer menos carbohidratos durante bastante tiempo. Para mantenerse alejado de este problema, lo mejor es repensar esos viejos planes, agregar algunos tonos con esas nuevas verduras y mezclarlo.

Asimismo, es fundamental darse un capricho por ciertas fuentes de alimentos menos buenas de vez en cuando, ya que todo tiene que ver con el equilibrio. No está relacionado con limitarse a las fuentes de alimentos que aprecia, sin embargo, está relacionado con agregar un poco más a ellas. A decir verdad, agregar nuevas verduras y productos orgánicos puede tener un efecto inmenso ayudándolo a controlar sus niveles de colesterol y su tensión circulatoria al igual que su peso.

Aquí es donde el ayuno intermitente entra en juego. En lugar de concentrarse en su ingesta diaria de calorías, en lugar de comer variedades de alimentos que aborrece, averigua cómo cambiar sus ejemplos actuales de consumir menos calorías y centrarse en cuándo come en lugar de en lo que come. Hoy en día es increíblemente costoso ser indeseable. En realidad, las personas que luchan con las decisiones de consumir menos calorías están destinadas a desarrollar algún tipo de dolencias debido a su impotencia de comer menos carbohidratos y los costos asociados con el debilitamiento.

Por lo tanto, no hay nada inesperado en la forma en que más de dos tercios de los dólares de atención médica y consideración clínica en los Estados Unidos se gastan en el tratamiento de enfermedades prevenibles identificadas con decisiones de consumir menos calorías. Es probable que se haya encontrado comiendo muchas variedades de alimentos y de la nada obteniendo una carga de una explosión de energía solo para sentirse totalmente agotado en un período de tiempo excepcionalmente breve más tarde.

Esto sucede a la luz del hecho de que el cuerpo responde a las fuentes de alimentos que contienen innumerables azúcares refinados. Al expandir los niveles de energía que durarán después de ingerir variedades de alimentos, debes mantenerte alejado de las desafortunadas fuentes de alimentos y centrarte en las variedades de alimentos quemados que están cargados con suplementos fundamentales que tu cuerpo usará como combustible.

A medida que adoptes excelentes decisiones sobre comer menos comida chatarra, por fin podrás aumentar tus niveles de energía que durarán durante todo el día, no solo por unas pocas horas y, en particular, no encontrarás esos impactos estándar de falla espectacular.

Además, querrá concentrarse más en lo que sucede a su alrededor, que no es la situación en la que se siente agotado y cansado. Como probablemente sepa, el cuerpo obtiene energía de las variedades de alimentos que ingerimos al igual que de los líquidos que ingerimos.

Los suplementos fundamentales que el cuerpo utiliza como poderes energéticos son las proteínas, las grasas y los carbohidratos. Los carbohidratos como los cereales integrales, las verduras aburridas y el pan son las mejores fuentes de combustible, ya que se procesan con mucha lentitud. Además, el agua es también uno de esos componentes fundamentales vitales para el transporte de suplementos.

Un chorrito de agua a la sequedad pueden provocar la falta de energía, por lo que, si bien es fundamental quemar esos suplementos básicos, también es esencial mantener el cuerpo hidratado. Además, una insuficiencia de hierro también puede causar bajos niveles de energía y mal humor al igual que el cansancio. Por lo tanto, si está comiendo, también debe recordar las variedades de alimentos ricos en hierro; verduras verdes como espinacas, guisantes y aves de corral al igual que el pescado.

En compatibilidad de obtener el máximo de estas fuentes de alimentos, lo mejor es aumentar su admisión de nutrientes C simultáneamente. Considera agregar una mayor cantidad de esas fuentes de alimentos ricos en nutrientes C, como verduras, brócoli, tomates, kiwis y pimientos.

Un gran sustento también ayuda a mantener su marco invulnerable trabajando en su mejor momento. Como probablemente sepas, nuestro marco insusceptible nos ayuda a luchar contra las dolencias y enfermedades, y sin embargo, tener un sustento indefenso implica que tu marco resistente está dañado, por lo que no puede funcionar como se espera.

Para mantener la estructura resistente, tu cuerpo requiere una admisión específica de esos suplementos fundamentales como minerales y nutrientes legítimos. Por lo tanto, comer una rutina de comer incluso cargado con los suplementos puede ayudar a mantener el marco resistente.

Una buena alimentación también puede ayudar a la salud de la piel, así como ayudar a posponer los impactos del envejecimiento. Tener una rutina de alimentación uniforme no sólo influye en tus niveles de energía, tu marco seguro, y tu peso, pero además asume una parte fundamental con respecto a la salud de tu piel.

De acuerdo con los exámenes más recientes dirigidos sobre el tema, las fuentes de alimentos que son abundantes en nutrientes E y C, ricos en refuerzos celulares y ayuda de licopeno, además, ayudar a proteger la piel del daño solar. Las variedades de alimentos como las nueces, los aguacates, las bayas, los tomates y el pescado vienen cargados de minerales y suplementos fundamentales que son asombrosos para la piel.

Por ejemplo, los tomates están cargados de nutrientes C que ayudan en la estructura del colágeno que mejora la piel, más firme y más suave que pospone los impactos de envejecimiento. Además, las bayas (arándanos) son extraordinarias para la piel, ya que están cargadas de nutrientes y refuerzos celulares que hacen avanzar la recuperación de la piel manteniendo su piel suave, firme y nueva.

Como ya se ha referido, aceptar un régimen de alimentación decente también implica que disminuyes el peligro de crear ciertos tipos de infecciones persistentes, por ejemplo, la hipertensión, la diabetes tipo a y otros.

Estos factores de peligro se amplían fundamentalmente en las personas con sobrepeso o que comen horriblemente. En los pies, entre las personas adultas entre las edades razón de la deficiencia visual, la decepción del riñón, y sorprendentemente la eliminación.

La quema de buenas fuentes de alimentos puede influir decididamente en su mentalidad al igual que su estado de bienestar emocional en general. Consumir menos calorías planes que se limitan en la admisión de almidones normalmente aumentar esos sentimientos de presión, mientras que comer menos planes de alimentos chatarra que avanzan carbohidratos acompañan considerablemente más inspirador impactos influir en la mentalidad.

Del mismo modo, comer menos planes de comida chatarra que son ricos en proteínas, baja en grasas y moderada en carbohidratos, además, tienen resultados significativamente constructivos en el bienestar emocional y el estado de ánimo, ya que dan el cuerpo suficiente omega 3 grasas insaturadas y suministros de hierro.

Del mismo modo que las variedades de alimentos que quemamos influyen en nuestra disposición, el estado de ánimo también puede influir en nuestras decisiones dietéticas. En el momento en que estamos trágico, estamos obligados a conformarse con las decisiones dietéticas indeseables, mientras que las personas que son más alegres están obligados a elegir mejores fuentes de alimentos.

Una gran alimentación, a pesar de estas ventajas médicas, además nos ayuda con la expansión de nuestra eficiencia y el interés central. Realmente las fuentes de alimentos que consumimos afectan enormemente la manera en que nos sentimos y pensamos. Por ejemplo, cuando el cuerpo se queda corto de glucosa, estás menos inclinado a pensar y centrarte, ya que el cerebro no está aceptando suficiente energía.

Contar los planes de calorías que son extremadamente altos en colesterol y grasa, de hecho, puede dañar seriamente el cerebro mediante la construcción de fuentes de placa dentro de los vasos de la mente que dañan aún más los tejidos del cerebro.

Por lo tanto, debes mantenerte alejado de las variedades de alimentos cargados con medidas escandalosas de la grasa y el centro de atención en el consumo de más verduras y productos orgánicos que le ayudará a permanecer en la pista y beneficioso para la duración del día.

Otra impresionante ventaja médica del buen sustento es que puede alargar tu vida. Como probablemente sepas, el cuerpo necesita variedades de alimentos y suplementos para desarrollarse, crearse y perdurar. Por otra parte, la forma de separar los suplementos alimenticios, la forma de procesarlos, puede hacer una enorme presión el cuerpo.

Por lo tanto, la indulgencia hace más presión el cuerpo que puede causar una esperanza de vida más limitada. Como indica la investigación más reciente dirigida al tema, alrededor del dieciocho por ciento de los fallecimientos entre los residentes estadounidenses se suman a la gordura.

De este modo, ser corpulento puede provocar una enorme disminución en el futuro en los Estados Unidos, así como cuando todo está dicho en hecho. El mejor pensamiento es aceptar las decisiones dietéticas que se cargan con los suplementos fundamentales y permanecer lejos de las fuentes de alimentos manipulados que causan más presión para el cuerpo.

Como puedes ver en esta sección, tus decisiones dietéticas influyen en tu estómago y también en cada órgano del cuerpo, incluida la piel, la mente, el corazón, el marco resistente y todas las demás cosas. En consecuencia, un buen sustento puede traer varias ventajas médicas para asegurar y ayudarte en una amplia gama de niveles mientras expande la naturaleza general de tu vida.

Capítulo 3. Nutrientes que afectan la salud

Comer una variedad de fuentes de alimentos que vienen cargados con cada uno de esos suplementos fundamentales es el enfoque más urgente para tener un régimen de alimentación uniforme y sólido. Las fuentes de alimentos que quemamos a través de todos los días dar al cuerpo los materiales importantes o fragmentos importantes de datos que necesita útil para trabajar en su mejor momento.

Por otra parte, si el cuerpo no recibe los fragmentos correctos de datos o los materiales correctos, la totalidad de los ciclos metabólicos comienzan a perdurar, lo cual impacta negativamente en el estado de bienestar general. A lo largo de estas líneas, el cuerpo o el bienestar soporta en el caso de que consumas una gran variedad de alimentos o en el caso de que quemes a través de las fuentes de alimentos que dan el cuerpo algunos materiales inaceptables o algunas direcciones inaceptables. En estos casos, los individuos se convierten en sobrepeso o desnutrición que amplía su peligro de crear diversas dolencias como la enfermedad coronaria, diabetes, dolor en las articulaciones y otros.

Por lo tanto, las variedades de alimentos que comemos son fundamentales para nuestro bienestar general. A decir verdad, las fuentes de alimentos pueden actuar realmente como medicación, ayudando en la contrarreacción al igual que la terapia para diferentes tipos de dolencias.

3.1 ¿Cómo afectan los nutrientes al organismo?

Como se mencionó en las áreas anteriores del libro, los suplementos son, de hecho, varias mezclas o Diferentes componentes que son esenciales para nuestro giro de los acontecimientos y el desarrollo al igual que para trabajar como una regla. Los macronutrientes, que son las grasas, los hidratos de carbono y las proteínas, aportan energía al cuerpo y tienen diferentes funciones para mantener nuestro bienestar.

Dado que los macronutrientes tienen diferentes funciones, necesitamos consumirlos en mayores cantidades de forma constante. El cuerpo también necesita micronutrientes que se necesitan en cantidades más modestas. Estos incorporan minerales y nutrientes que son además mezclas fundamentales de todos los ciclos orgánicos que ocurren en el cuerpo. Tener un régimen de alimentación uniforme implica que comes diferentes fuentes de alimentos que provienen de no unos pocos, sino más bien todas las clases de nutrición, como por comer una variedad de variedades de alimentos que puedes tener la confianza de que tu cuerpo recibe cada uno de los suplementos fundamentales que necesita para trabajar.

Este es uno de los errores significativos que se cometen al aceptar los conocidos planes de conteo de calorías, ya que un gran número de ellos cortan ciertas fuentes de alimentos, por ejemplo, las variedades de alimentos ricos en carbohidratos y apoyan otras.

Al prohibir toda una categoría nutricional, no puede obtener todos los suplementos que el cuerpo necesita, por lo que puede encontrar algunos resultados como la sensibilidad, el agotamiento y diferentes manifestaciones, que a largo plazo pueden causar más problemas médicos genuinos.

En consecuencia, es fundamental que su plan de conteo de calorías incorpora un surtido de variedades de alimentos. Simplemente comiendo un surtido de fuentes de alimentos, pueden esos ciclos esenciales, por ejemplo, la fijación y el desarrollo de los tejidos, el procesamiento, la fuerza de los huesos, y la creación de energía suceder sin desafíos en el cuerpo.

Las fuentes de alimentos que ingerimos llenan como el combustible del cuerpo durante el ciclo de la creación de energía. Con respecto a los carbohidratos que quemamos, se separan durante el ciclo de absorción y se transforman en glucosa. Una vez allí, las células del cuerpo reciben esas partículas de glucosa separadas cerca de la insulina, para que el cuerpo pueda utilizarlas como su fuente de combustible.

Sin embargo, cuando no se ingieren suficientes carbohidratos, el organismo en general recurre a las proteínas o a las fuentes de grasa como su principal fuente de combustible. Por lo tanto, es fundamental que consumas menos carbohidratos e incorpores el equilibrio correcto de cada macronutriente a tu plan dietético.

Además, algunos suplementos que quemamos son urgentes para la fijación y el desarrollo de los tejidos. Por ejemplo, la vitamina C es fundamental, ya que ayuda con la producción de colágeno que es una proteína importante parte subyacente de las células de la piel. Lo que es más, cuando sufres algún tipo de lesión, esas estructuras de colágeno ayudan en el ciclo general de reparación de los tejidos en la piel.

Otros suplementos significativos que ingerimos como los nutrientes B, incluyendo la niacina, biotina y piridoxina, igualmente asumen una parte importante en la fijación y el desarrollo de los tejidos, ya que construyen esos compuestos de proteínas en componentes más modestos conocidos como aminoácidos.

Estas proteínas más modestas se apilan unas sobre otras ayudando al desarrollo de los tejidos. Otro segmento importante que necesitamos es el hierro, que no está asociado con el ciclo de desarrollo de los tejidos, pero transporta componentes de oxígeno alrededor de los tejidos y las células, para que puedan seguir trabajando y desarrollándose.

Además de promover la fijación y el desarrollo de los tejidos, los suplementos que consumimos con nuestras variedades de alimentos son igualmente imprescindibles para la fortaleza de nuestros dientes y huesos. El calcio es el mineral más urgente en el cuerpo y su trabajo esencial es mantener sólida la parte del esqueleto. También necesitamos una gran cantidad de vitaminas D, para mantener la construcción de los huesos tan sólida como cabría esperar.

El calcio, además, trabaja cerca de fósforo para hacer el diseño general de los huesos, mientras que el cobre es otro mineral urgente que necesitamos en cantidades más modestas todos los días como tener cobre insuficiente puede provocar la osteoporosis o la deficiencia de la masa ósea.

Los suplementos que ingerimos con las variedades de alimentos que comemos también asumen un papel importante en la asimilación de sonido. Por ejemplo, el zinc es otro mineral vital que viene cargado con más de

200 compuestos que son esenciales para el marco de absorción.

Estas proteínas ayudan a separar las partículas de los alimentos, lo que permite al pequeño tracto digestivo ingerir minerales y nutrientes. De hecho, los nutrientes B, cerca de la riboflavina y otros nutrientes críticos, todos trabajan uno al lado del otro en relación con la extracción de las fuentes de combustible de las variedades de alimentos que consumimos.

Una vez en el cuerpo, cooperan en la acidificación de los carbohidratos de procesamiento en glucosa, por lo que el cuerpo puede obtener el combustible fundamental para trabajar y crear a partir de proteínas y grasas cuando sea necesario.

La fibra es, además, otro tipo importante de carbohidratos complejos que, en contraposición a la separación en partículas de glucosa, se aventura directamente en el intestino apoyando en el empuje de los residuos superfluos y mantener las entrañas limpias.

De este segmento del libro, se puede ver que los suplementos contenidos en las variedades de alimentos que comemos facultan a las células del cuerpo para llevar a cabo las capacidades vitales, para desarrollar, fijar y perdurar. En el momento en que necesitamos más suplementos contenidos en las fuentes de alimentos que comemos, ciertas partes de nuestro bienestar se ven perjudicadas y nuestro estado de bienestar general comienza a declinar.

Además, cuando no hay suficiente de esos suplementos fundamentales en el cuerpo, la acción metabólica en general del cuerpo igualmente comienza a declinar.

Colocando esto al final del día, los suplementos contenidos en las variedades de alimentos que comemos dan al cuerpo materiales importantes y direcciones sobre el método más competente para trabajar.

En el momento en que se piensa en las variedades de alimentos que se queman día a día en este sentido, se adquiere una perspectiva importante sobre los suplementos y la alimentación que sin duda va mucho más allá de gramos o calorías y más allá de las fuentes de alimentos horribles y grandes. Con este punto de vista, comprendes por qué es crítico que no incorporar cualquier tipo de alimento de tu plan de conteo de calorías.

Además, debido a este punto de vista, también dejarás de considerar la comida como tu enemigo, sino como tu compañero y defensor de diferentes enfermedades.

3.2 La conexión entre la enfermedad y la alimentación

El público en general, por lo general, se enfrenta a varios problemas médicos. Es más, también tenemos una mano de obra general que está atormentada por una rentabilidad totalmente disminuida debido a varios problemas médicos persistentes como la miseria.

Numerosos analistas sobre el tema aceptan enfáticamente que un gran número de estos problemas que giran en torno a las dolencias persistentes se identifican con nuestras decisiones de consumir menos calorías.

Mientras que en el pasado solían aceptar que las enfermedades como la enfermedad coronaria, la diabetes de tipo 2, los tipos particulares de enfermedades, los accidentes cerebrovasculares y la corpulencia eran causados esencialmente por una transformación de la calidad, hoy aceptan que estas condiciones traen a una ruptura natural específica. Es más, las variedades de alimentos que ingerimos asumen un papel crítico en esta ruptura natural cuando nuestras decisiones de contar calorías se quedan cortas en esos suplementos fundamentales que el cuerpo necesita.

Para ayudar a prevenir el comienzo de este tipo de enfermedades, nuestro plan de conteo de calorías debe incluir una variedad de suplementos que desempeñan una de las partes esenciales en la vigilancia y el tratamiento, así como la prevención de infecciones persistentes complejas.

En el caso de que tomemos por ejemplo las enfermedades cardiovasculares, es fundamental tener como prioridad principal que este tipo de dolencia acompaña a varias causas. Además, una enfermedad natural fundamental también puede causar varias enfermedades. A decir verdad, hay varias investigaciones llevadas a cabo sobre el tema que recomiendan que las condiciones del corazón podrían ser desencadenadas por algunos elementos distintos.

Estos componentes incorporan la homocisteína elevada, la oposición a la insulina, la hipertensión, la irritación, la presión escandalosa, la presión oxidativa, el colesterol elevado o la intoxicación por metales sustanciales. En toda la actualidad cada uno de estos diversos componentes que añaden al avance de una condición del corazón es impactado por nuestras decisiones de contar calorías que se aplican tanto a los medicamentos también evitar estas condiciones.

Además, un examen dirigido de nuevo en 2007, además, ha demostrado que un equilibrio mineral necesidad y nutrientes esenciales igualmente puede añadir a la mejora de las infecciones del corazón. También hay que tener en cuenta que diversos elementos de la dieta están igualmente conectados con una parte de los que pasan causas como algunos tipos de cáncer, diabetes tipo 2, así como el accidente cerebrovascular y la enfermedad coronaria.

3.3 Enfermedades alimentarias

A decir verdad, hay un término particular que se identifica con las infecciones continuas relacionadas con el sustento llamado como enfermedades dietéticas. Estas condiciones pueden recordar las dos abundancias e insuficiencias de la rutina de alimentación, por ejemplo, los problemas dietéticos únicos, la pesadez al igual que varias enfermedades persistentes como se hace referencia de antemano en este segmento del libro.

Una infección saludable se aclara como cualquiera de esas dolencias relacionadas con la alimentación y las enfermedades que causan algún tipo de enfermedad en las personas. Hay que tener en cuenta que las infecciones saludables, además, pueden incorporar irregularidades formativas extremas que pueden ser prevenidos por el sonido de comer menos decisiones de alimentos chatarra.

Estos incorporan diversos problemas metabólicos que reaccionan a varios medicamentos dietéticos, las comunicaciones reales de los suplementos y las variedades de alimentos con hipersensibilidad a los alimentos, los medicamentos y los prejuicios alimentarios al igual que los peligros esperados de las decisiones de consumir menos calorías sin ayuda.

Conclusión

El ayuno intermitente puede realizarse de diversas maneras, pero todas ellas giran en torno a la elección de los horarios de comida y ayuno diarios. Por ejemplo, puede intentar comer sólo durante ocho horas al día y ayunar el resto del día. También puede optar por comer sólo una vez al día dos días a la semana. Hay una gran variedad de programas de ayuno intermitente entre los que elegir.

Después de muchas horas sin comer, las reservas de azúcar del cuerpo se agotan y éste comienza a quemar grasa. A esto se le llama cambio metabólico. El ayuno intermitente contrasta con el estilo de alimentación típico de la mayoría de los estadounidenses, que se alimentan continuamente durante el día. Si alguien come tres veces al día, más los bocadillos, y no hace ejercicio, está consumiendo calorías en lugar de quemar las reservas de grasa cada vez que come.

El ayuno intermitente funciona ampliando el tiempo entre el momento en que el cuerpo quema las calorías de la última comida y comienza a quemar grasa.

Antes de comenzar el ayuno intermitente, asegúrese de consultar a su médico. El procedimiento en sí es fácil una vez que tiene su permiso. Puede optar por un enfoque regular, que limita las comidas diarias a un intervalo de seis a ocho horas. Por ejemplo, puede probar el ayuno 16/8, que consiste en comer durante ocho horas y ayunar durante dieciséis. A la mayoría de las personas les resulta fácil mantener esta pauta a lo largo del tiempo.

Lightning Source UK Ltd.
Milton Keynes UK
UKHW020655040621
384928UK00011B/828